Die Aufarbeitung der RKI-Files
Die Extraktion der wichtigsten Schwärzungen

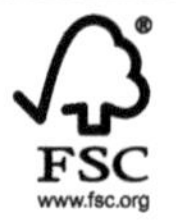

Herold zu Moschdehner

Die Aufarbeitung der RKI-Files

Die Extraktion der wichtigsten Schwärzungen

Bibliografische Information der Deutschen Nationalbibliothek
Die Deutsche Nationalbibliothek verzeichnet diese Publikation in der Deutschen Nationalbibliografie; detaillierte bibliografische Daten sind im Internet über http://dnb.d-nb.de abrufbar.

ISBN 9783758363078

14,99 Euro

Vorwort

Liebe Leserinnen und Leser,

mit diesem Buch möchte ich Ihnen einen einzigartigen
Einblick in die Welt des Robert Koch Instituts
ermöglichen. In den vergangenen Jahren hat das RKI
eine entscheidende Rolle in unserem Leben gespielt,
insbesondere während der globalen Pandemie. Doch
wie transparent ist diese Institution wirklich?

Das RKI hat zahlreiche Dokumente freigegeben, die
Einblicke in interne Sitzungen und
Entscheidungsprozesse bieten sollen. Doch allzu oft
sind diese Dokumente mit Schwärzungen versehen -
wichtige Informationen bleiben verborgen, und die
Öffentlichkeit bleibt im Dunkeln.

Dieses Buch präsentiert Ihnen genau diese
Schwärzungen, die das RKI vorgenommen hat. Wir
zeigen Ihnen nicht, welche Informationen hinter den
geschwärzten Passagen versteckt sind, sondern geben
Ihnen die Möglichkeit, selbst zu reflektieren und Fragen
zu stellen. Denn manchmal ist das, was nicht gesagt
wird, genauso aufschlussreich wie das, was gesagt
wird.

Tauchen Sie ein in die Welt der geschwärzten
Dokumente und nehmen Sie teil an einer kritischen
Reflexion über die Arbeit des Robert Koch Instituts.

Mit den besten Grüßen,

Herold zu Moschdehner

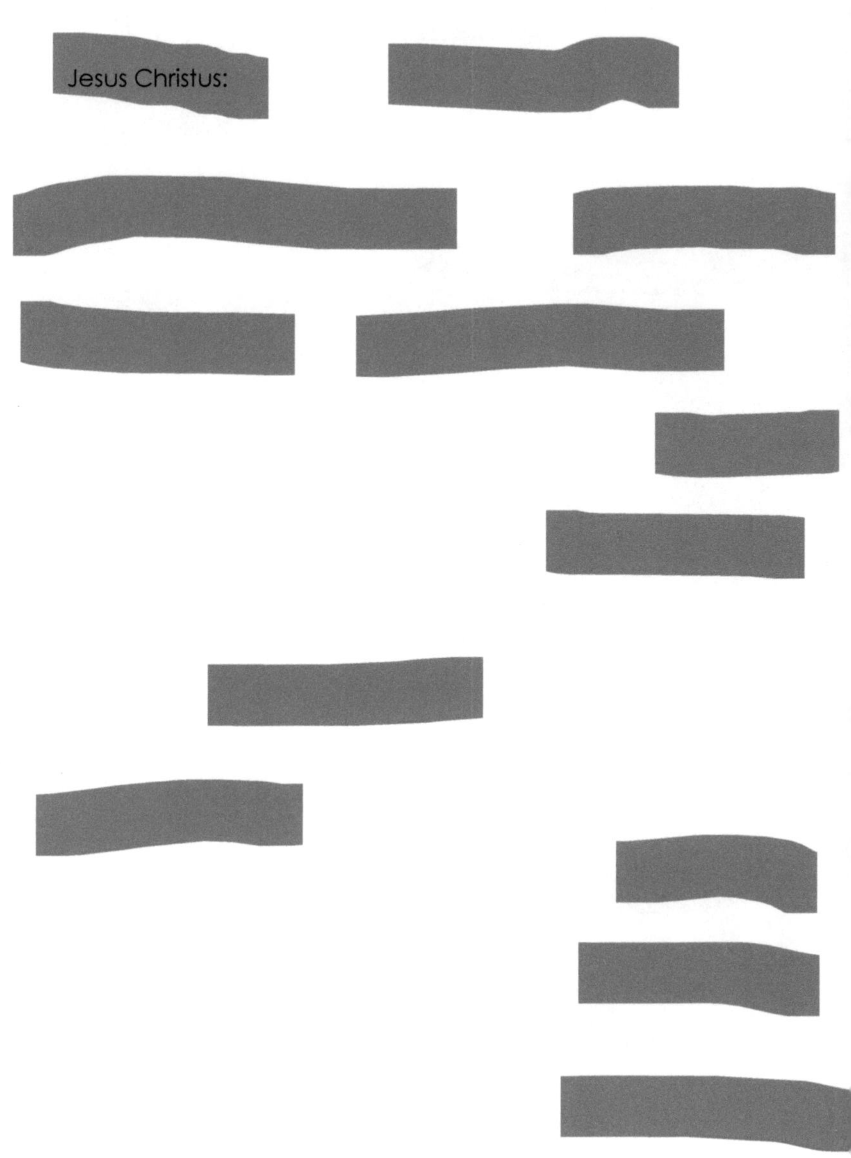
Jesus Christus:

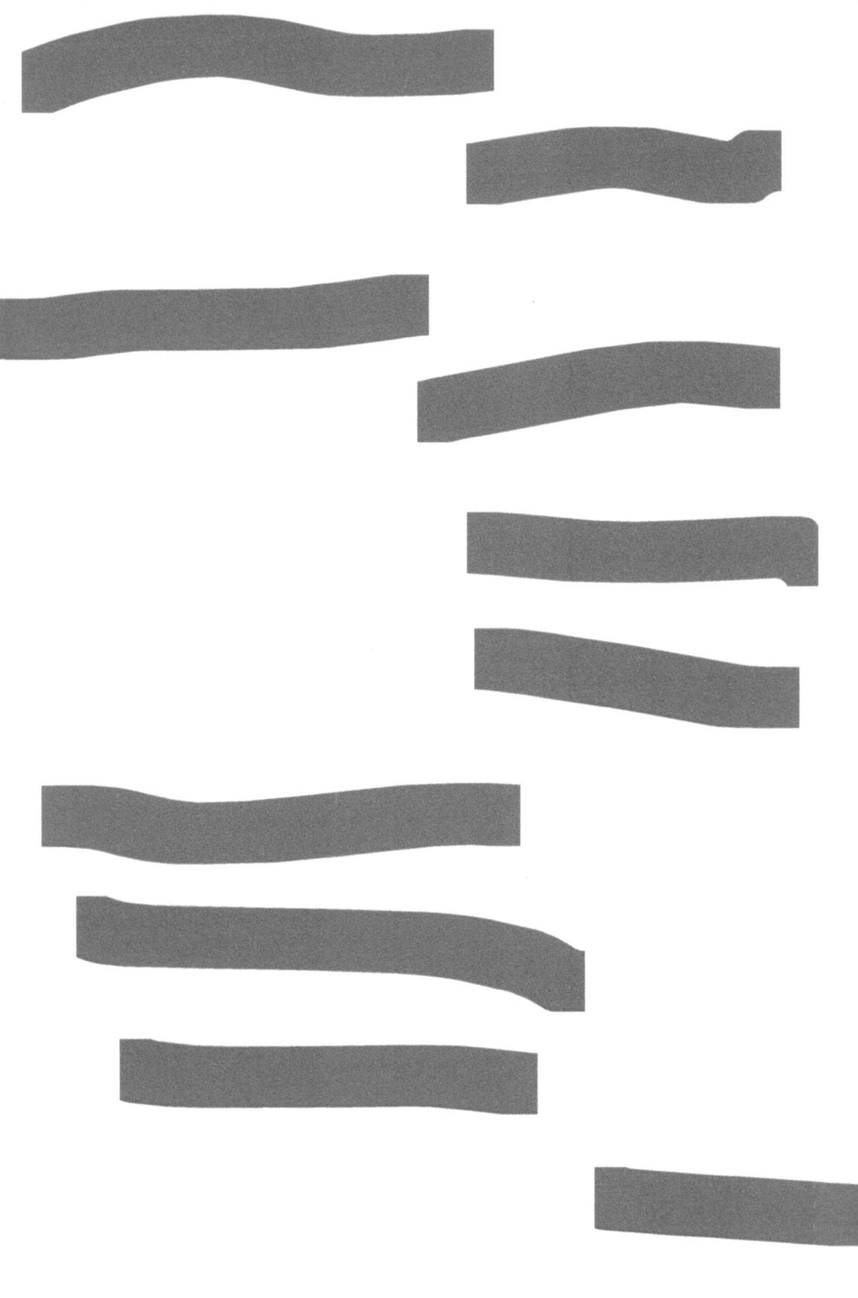

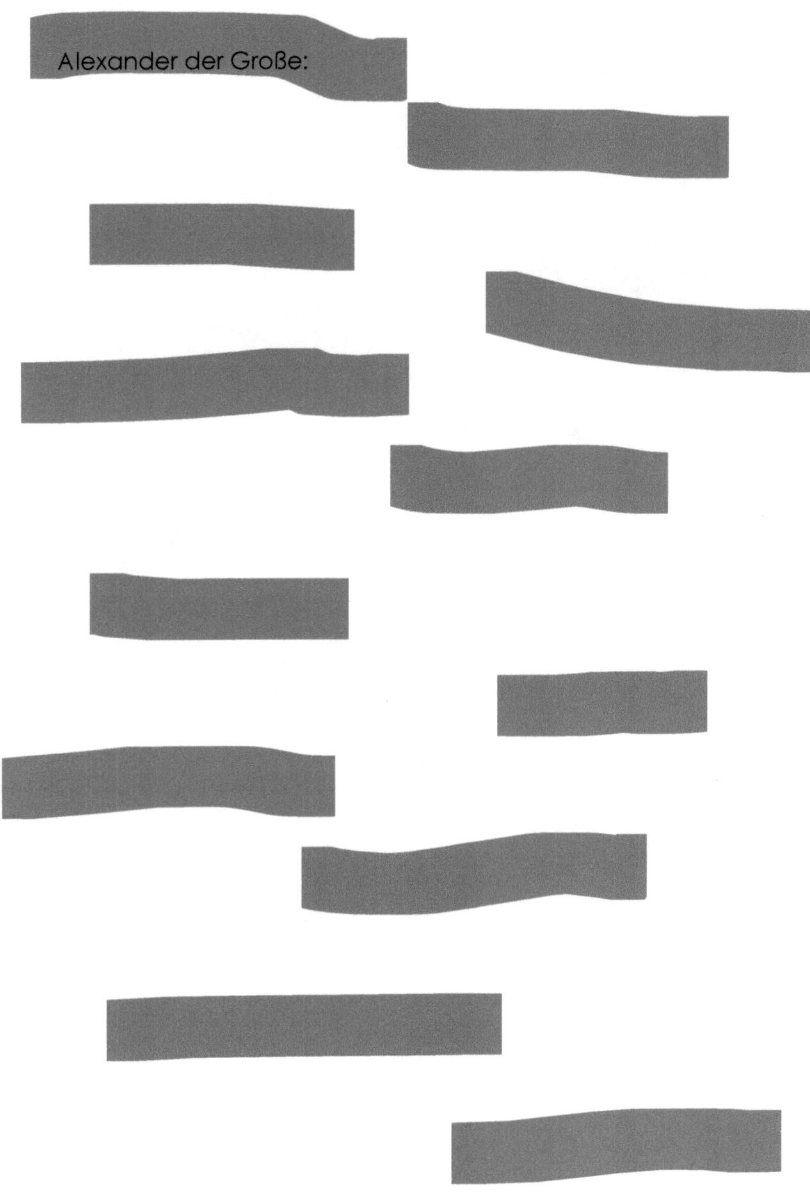
Alexander der Große:

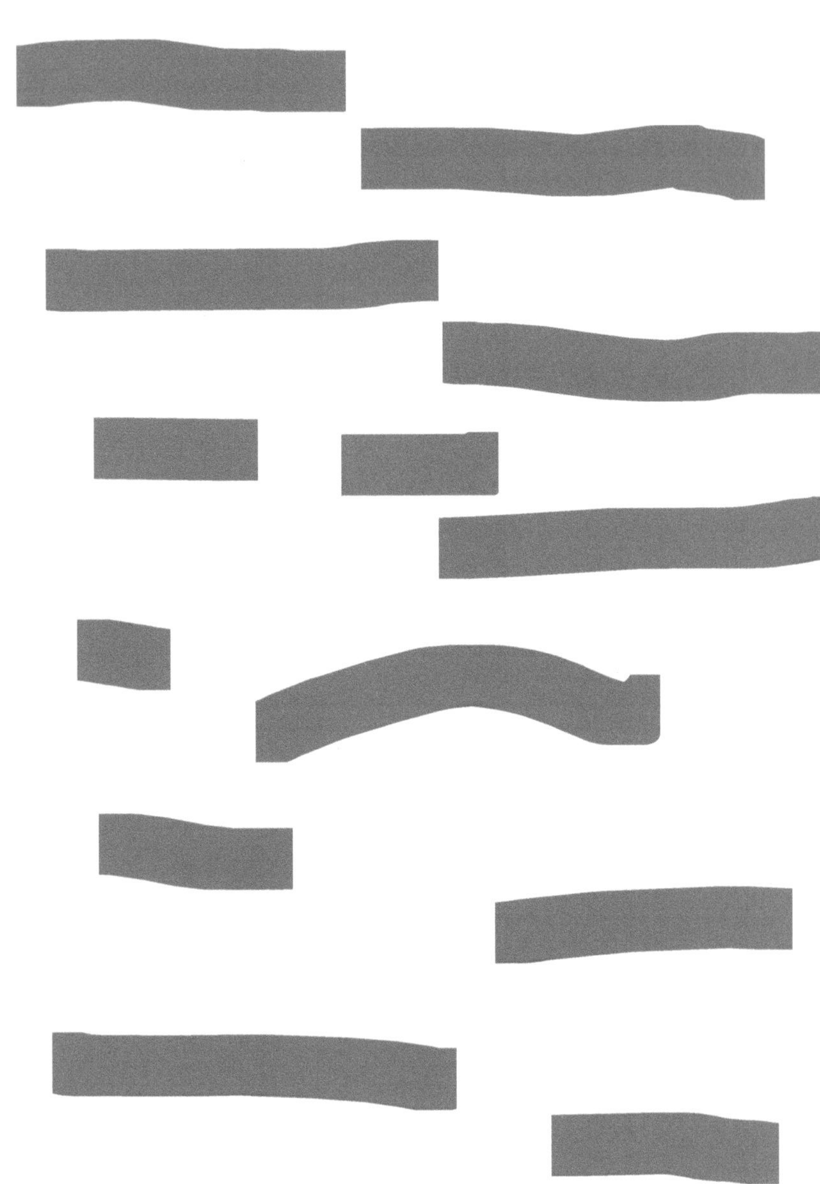

Napoleon:

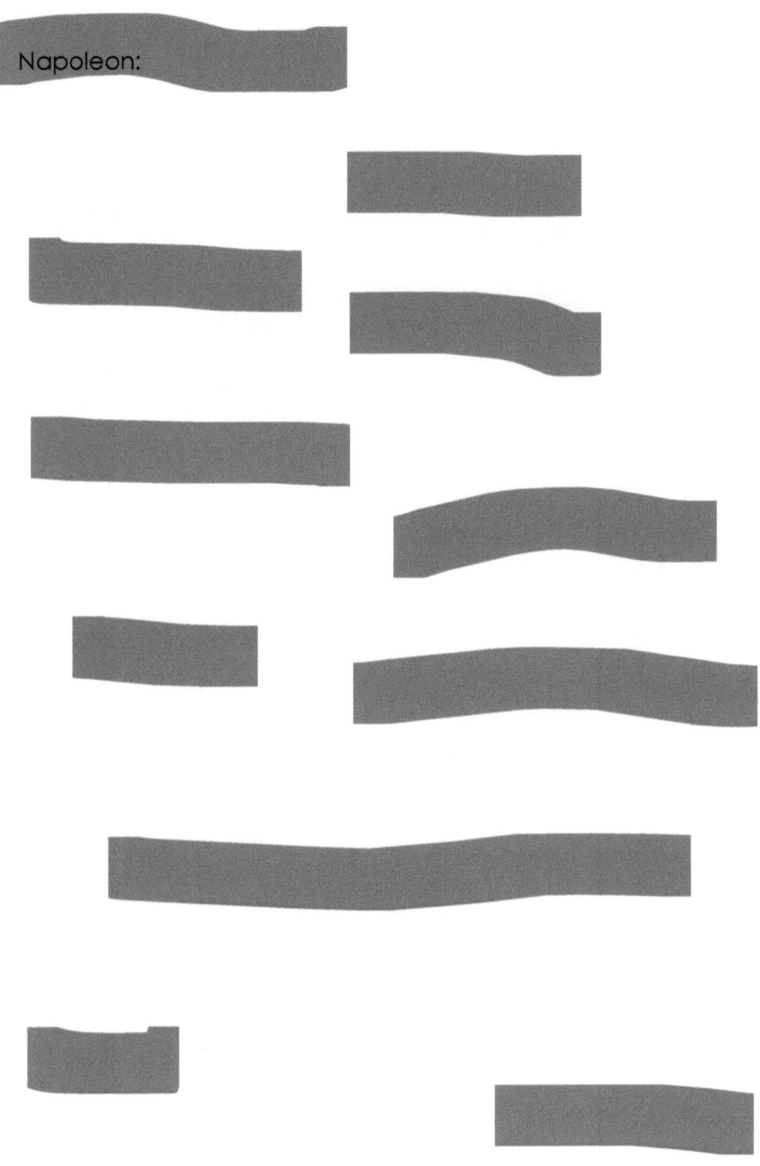

Amy Winehouse:

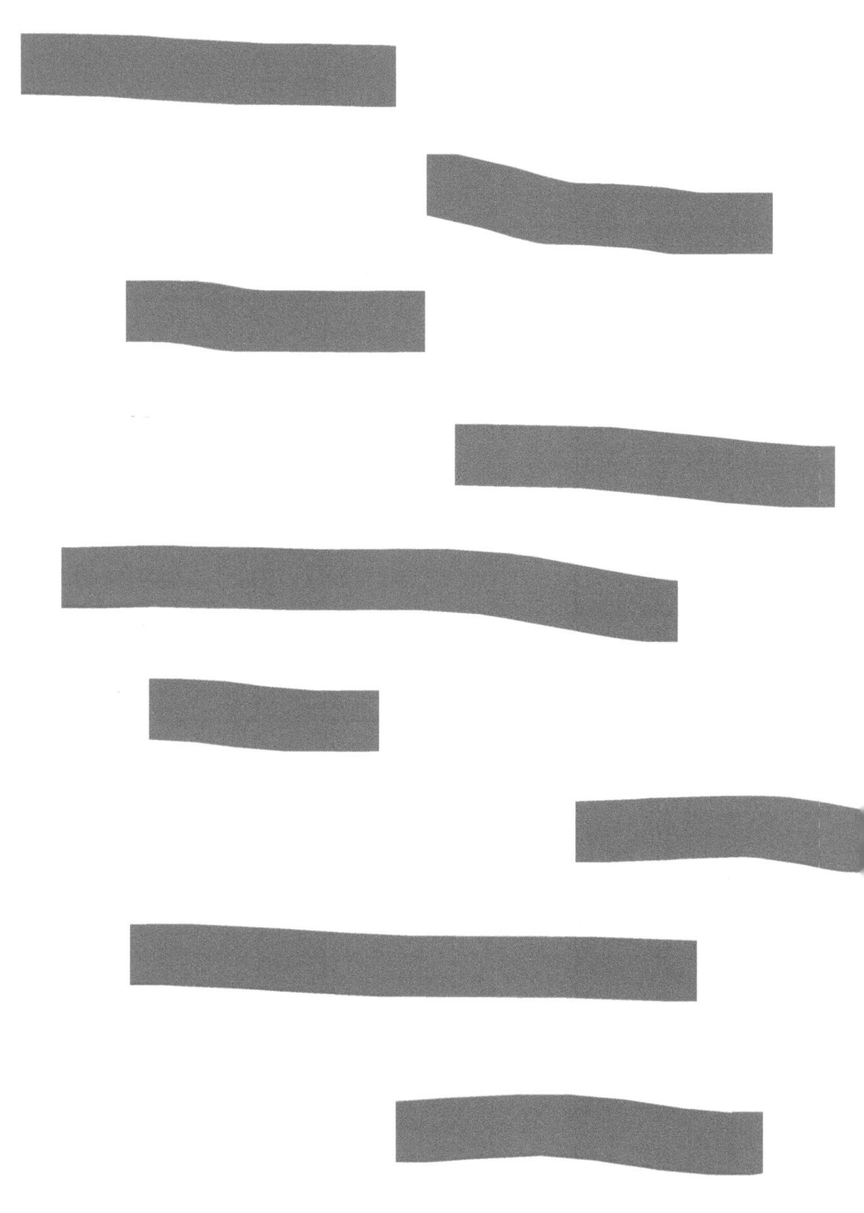

Adolf Hitler:

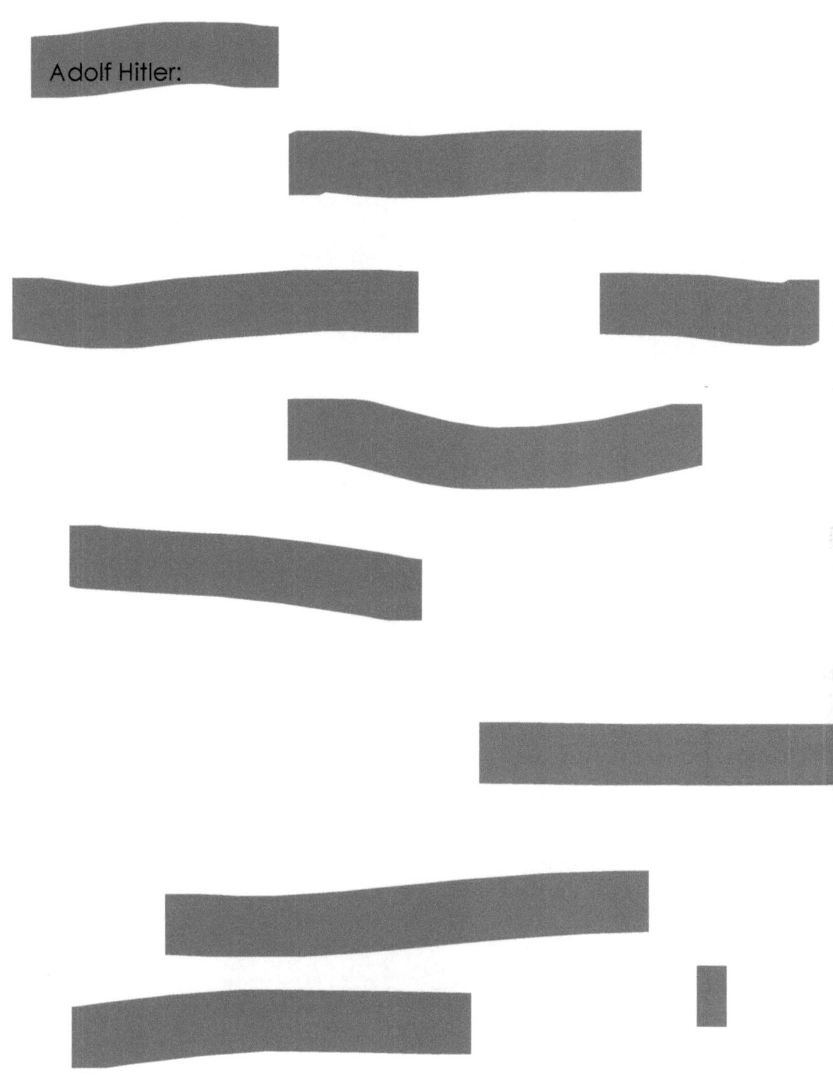

Lenin:

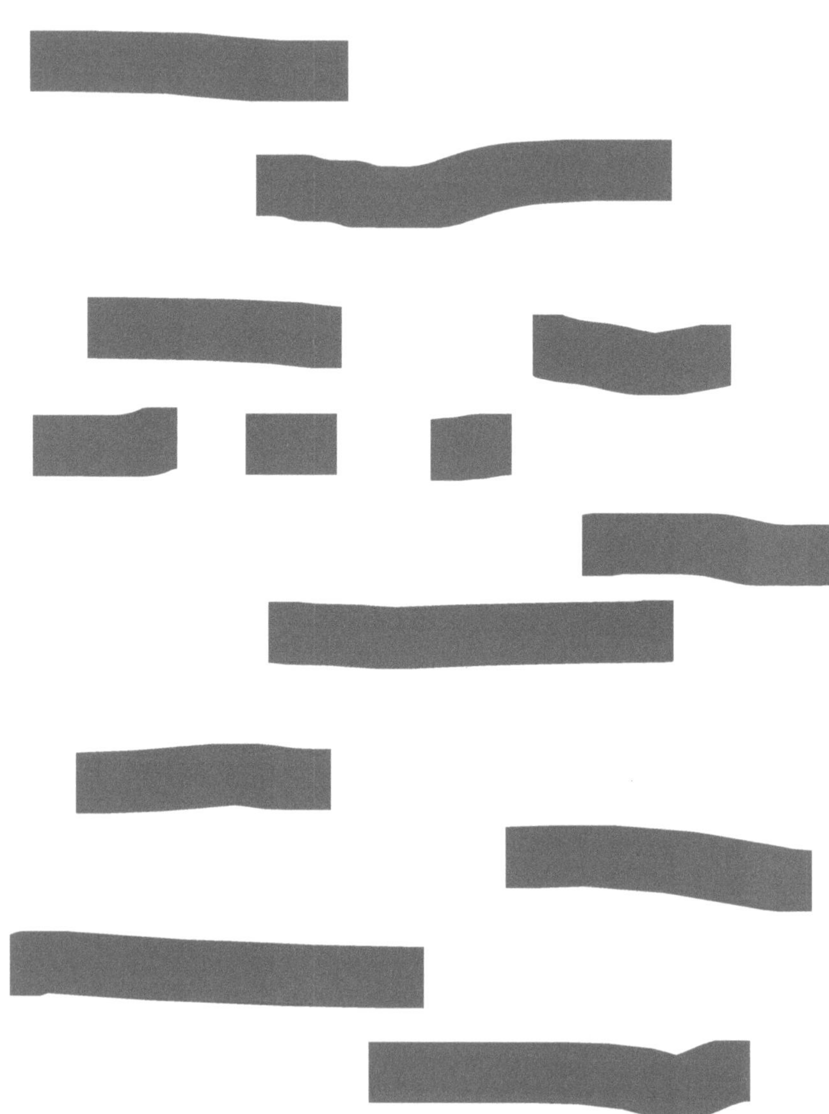

Bob Marley:

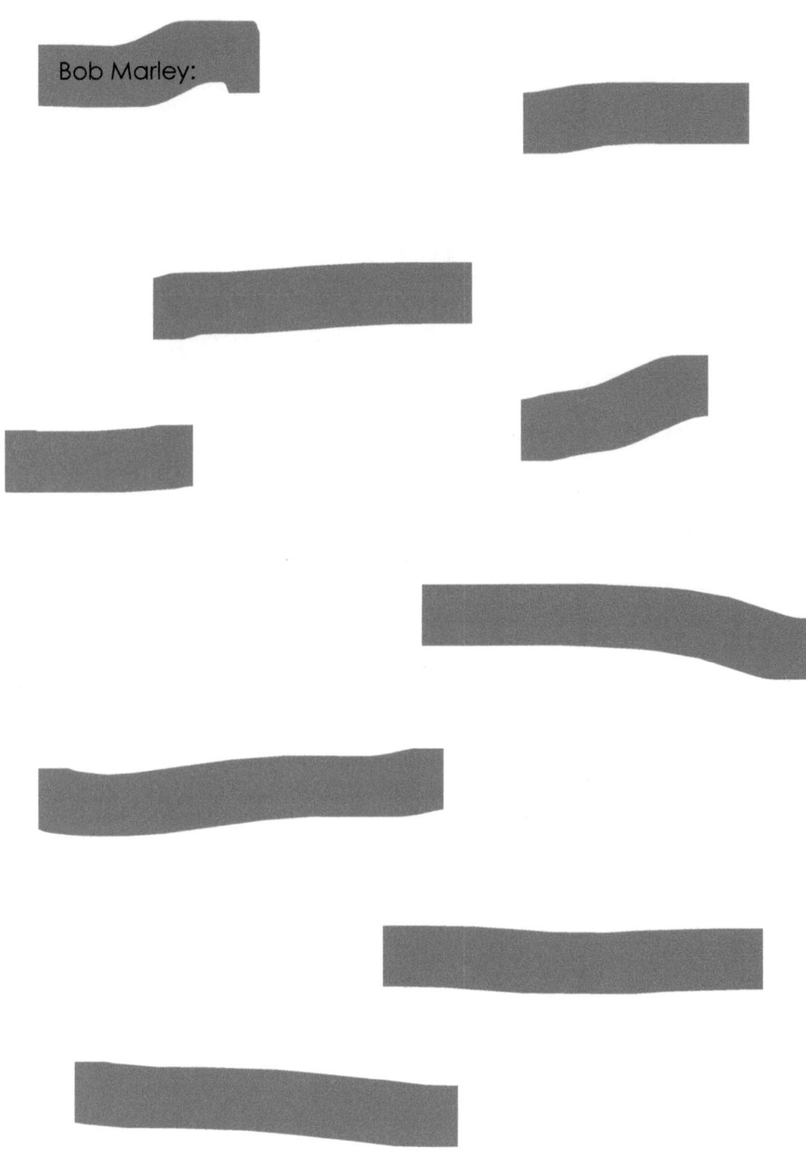

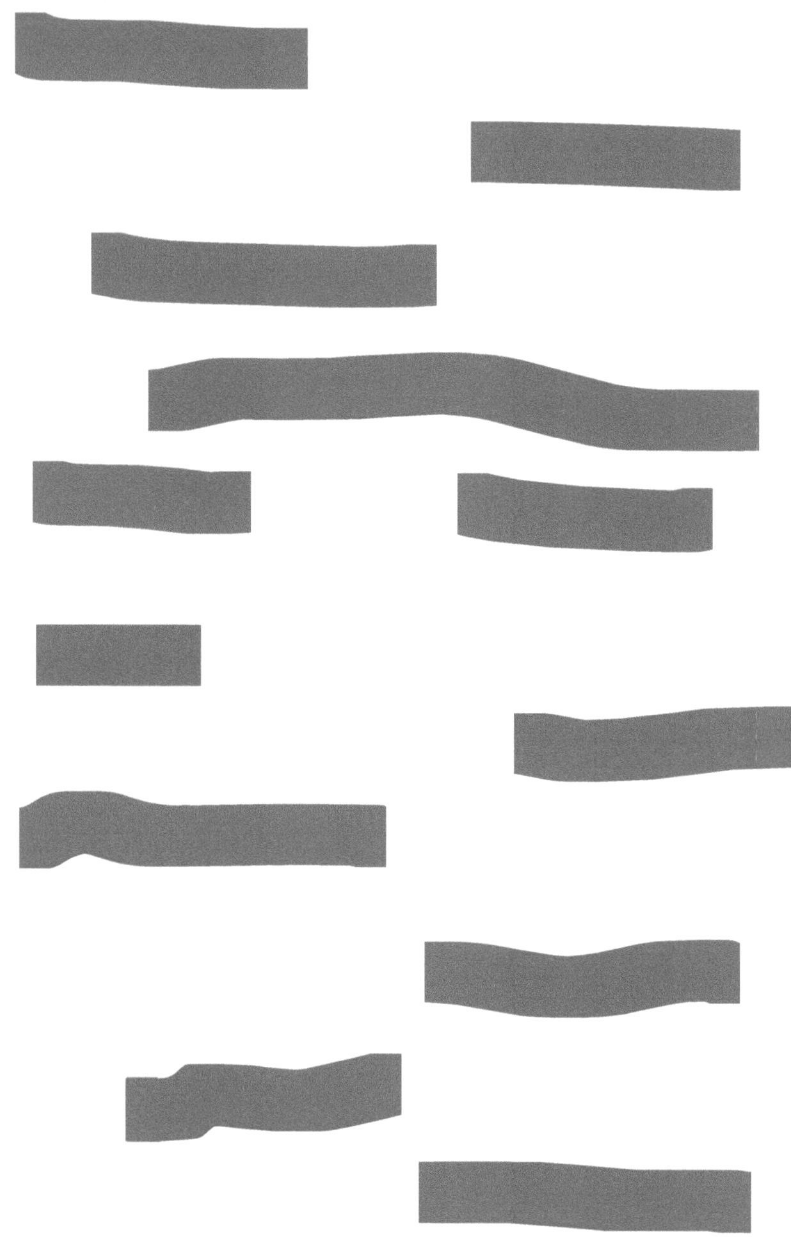

Freddy Mercury:

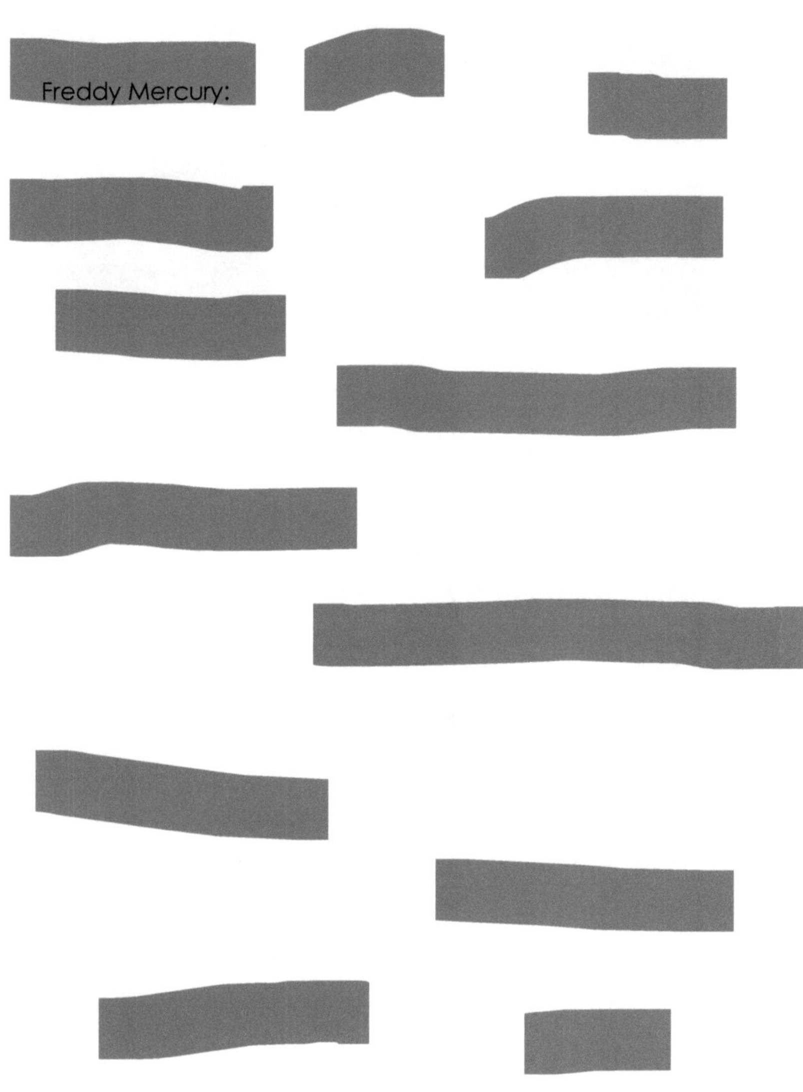

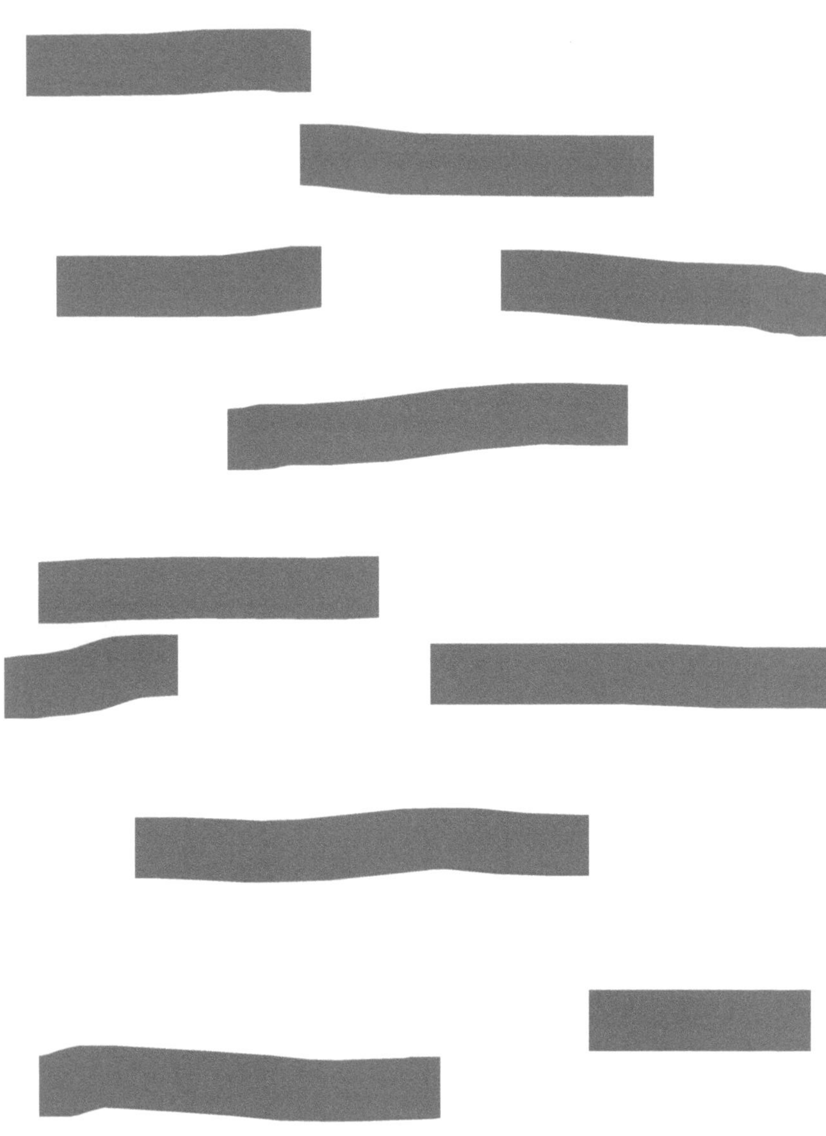

Michael Jackson:

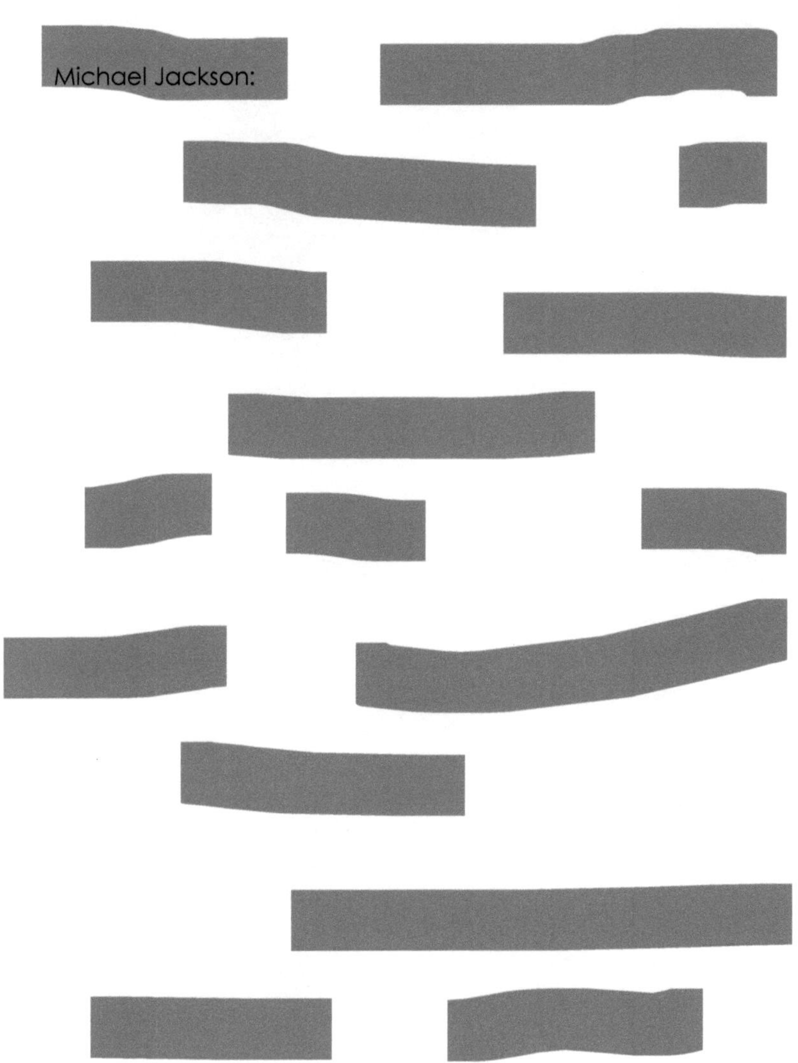

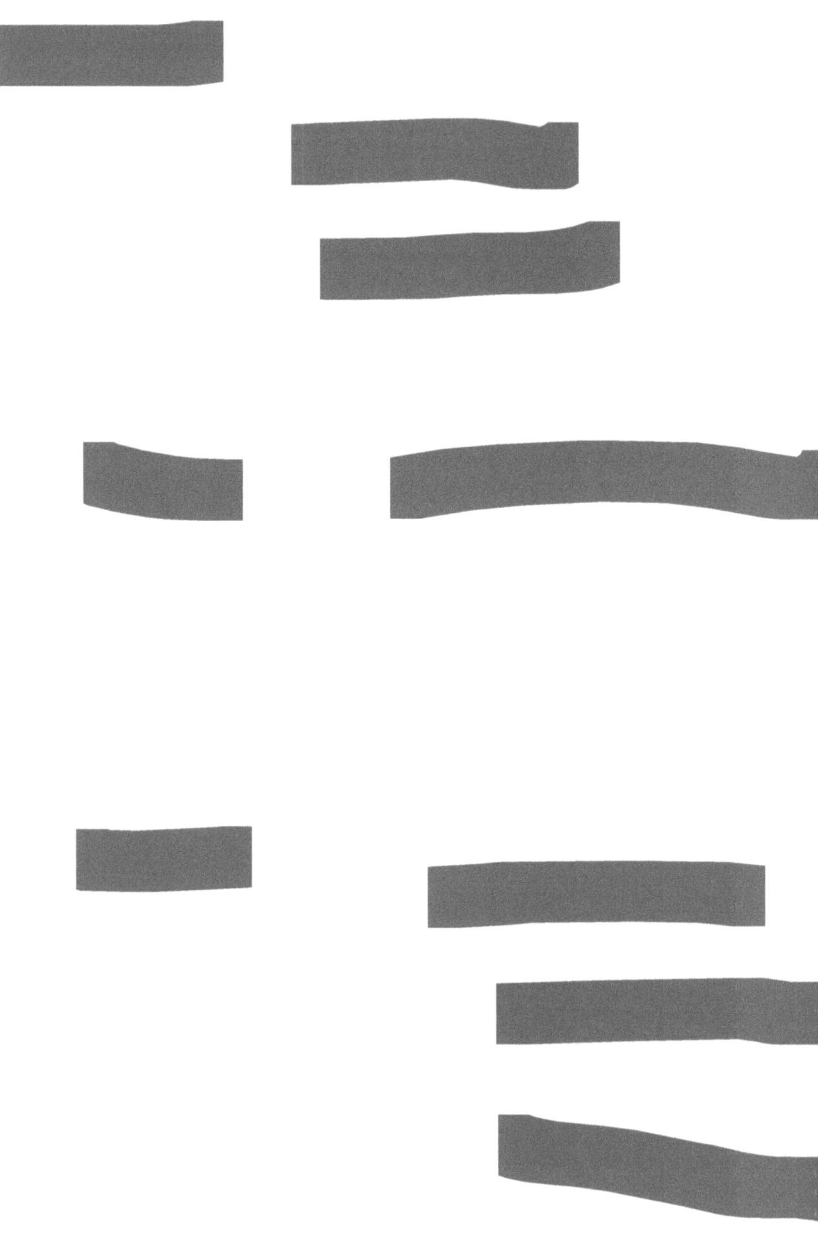

Erzengel Michael:

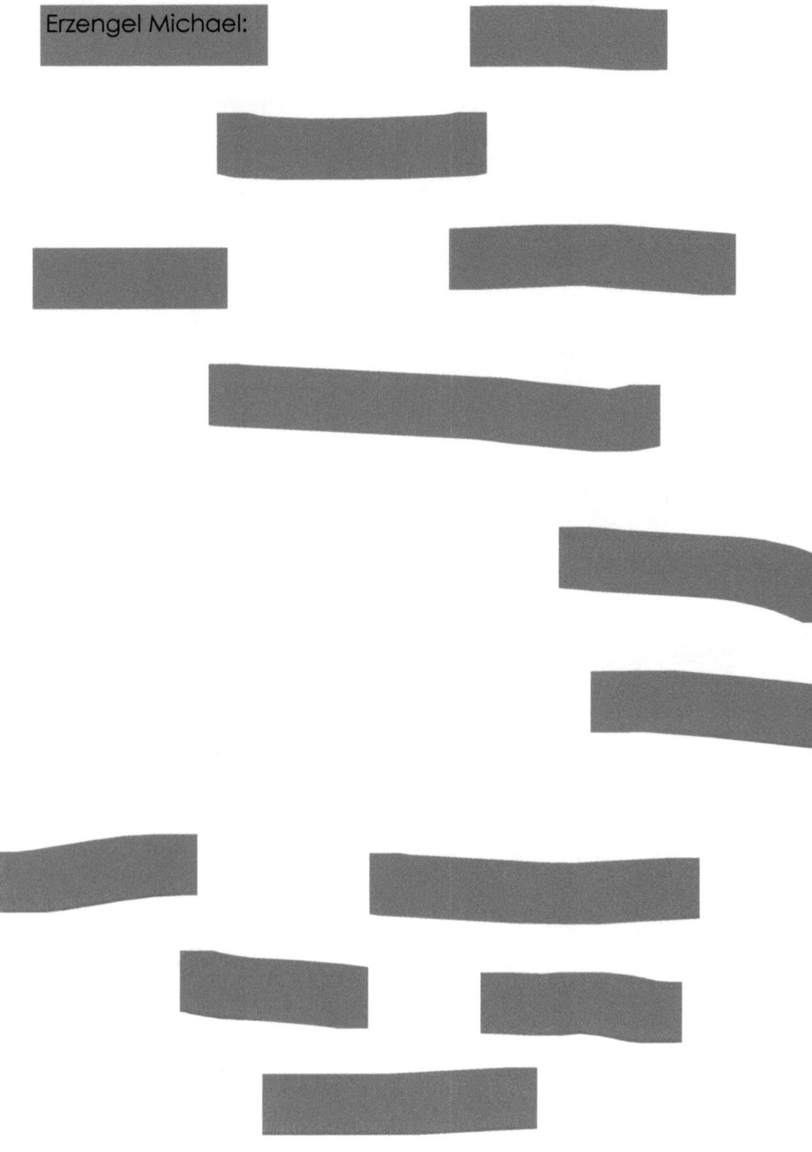

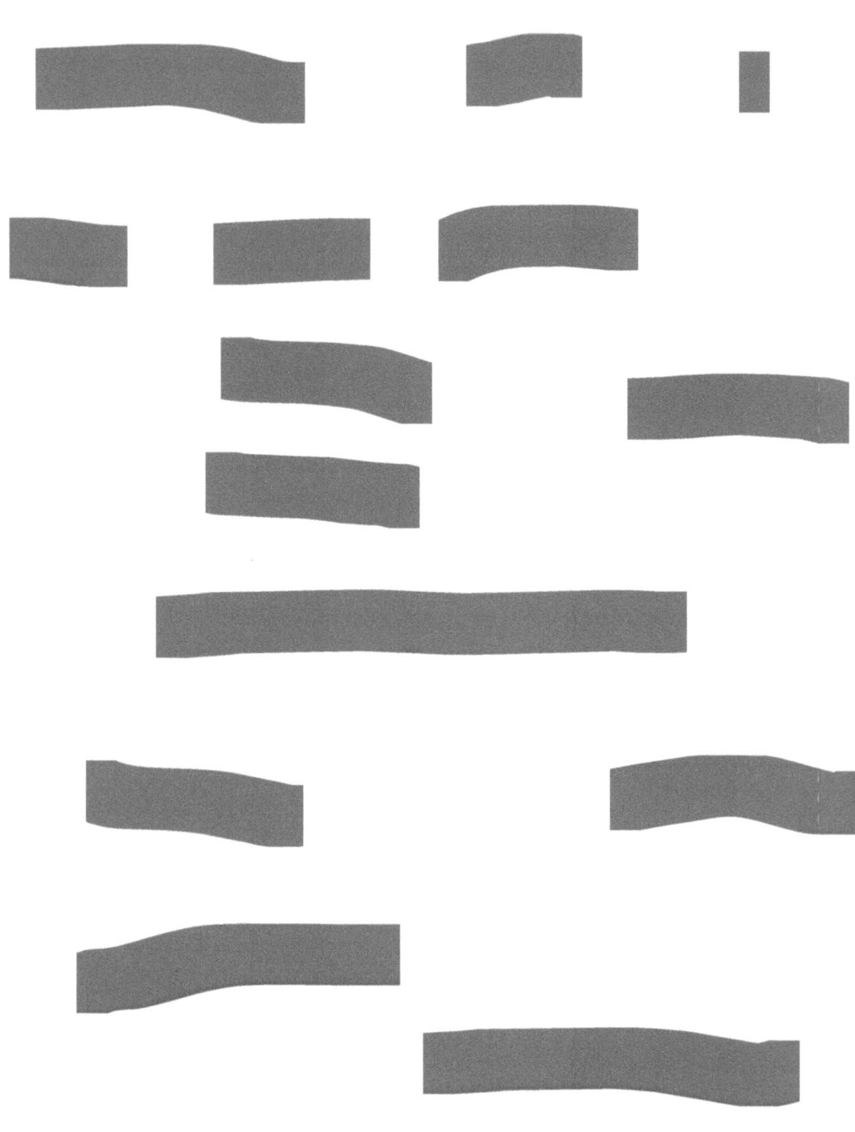

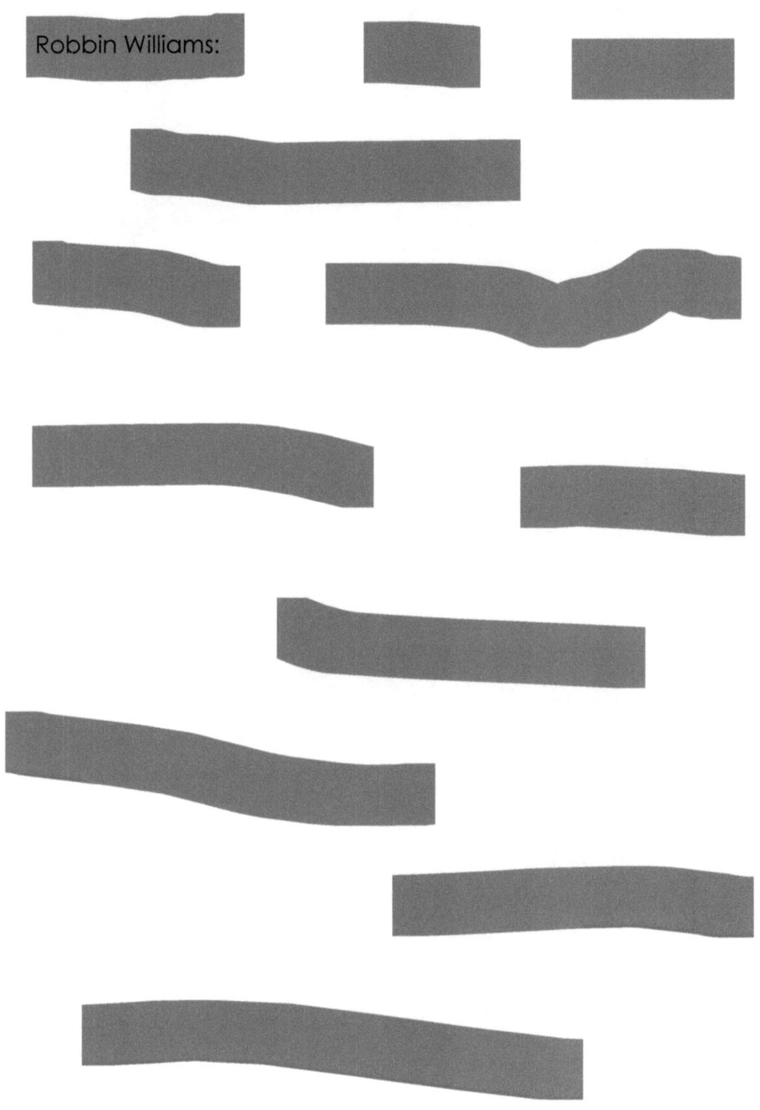

Robbin Williams:

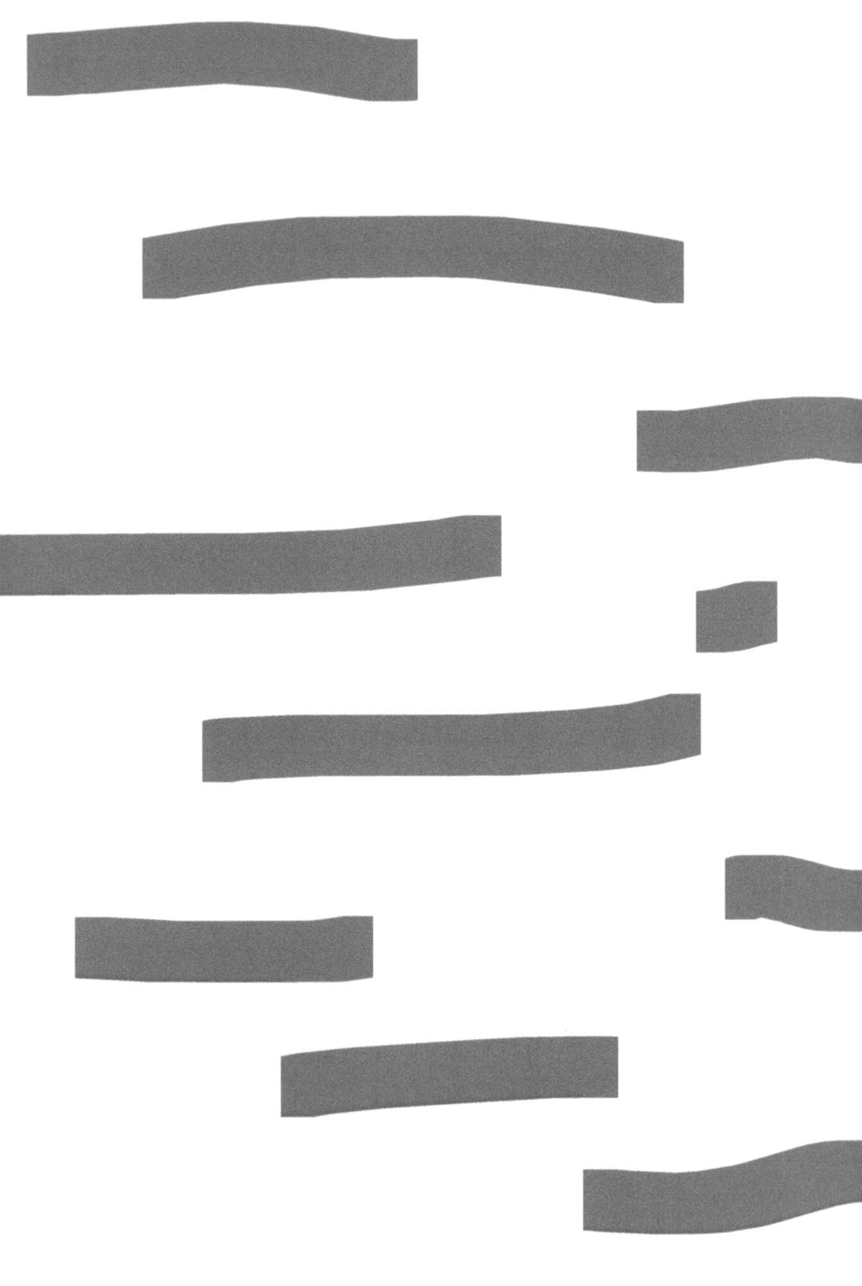

Prinzessin Diana:

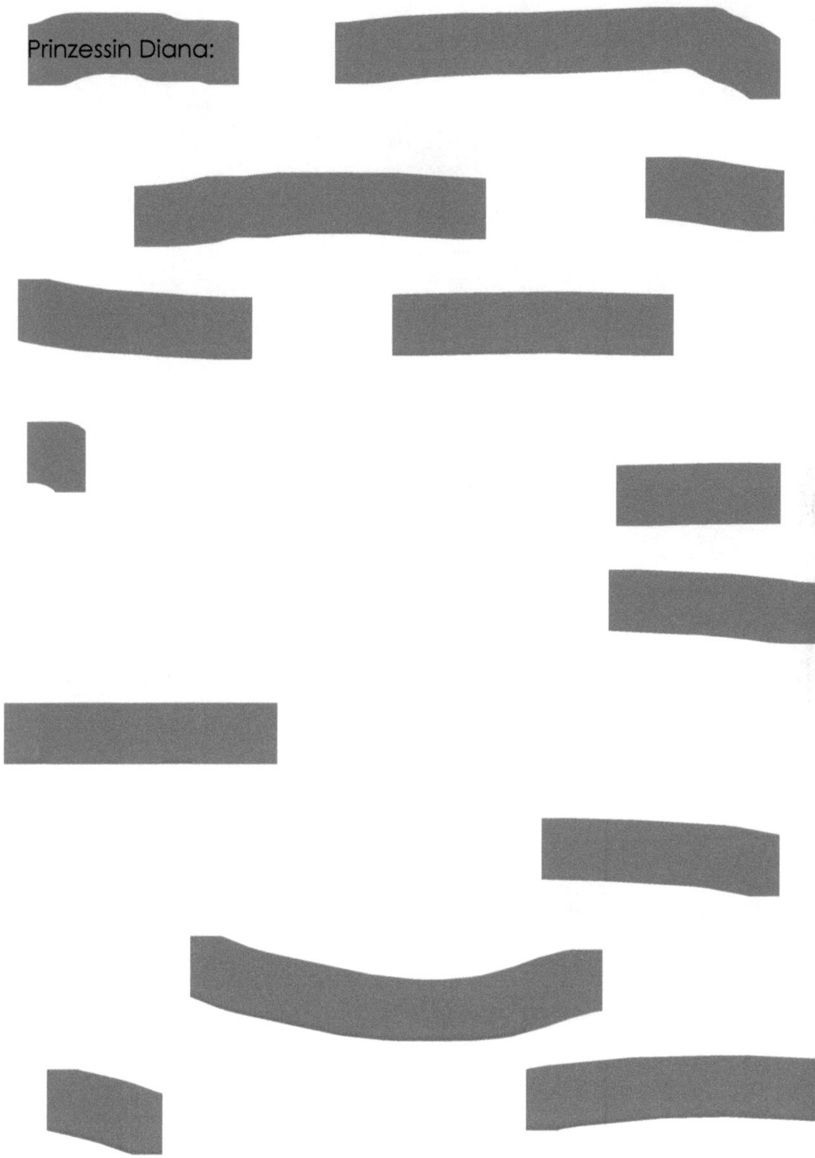

Prinzessin Diana:

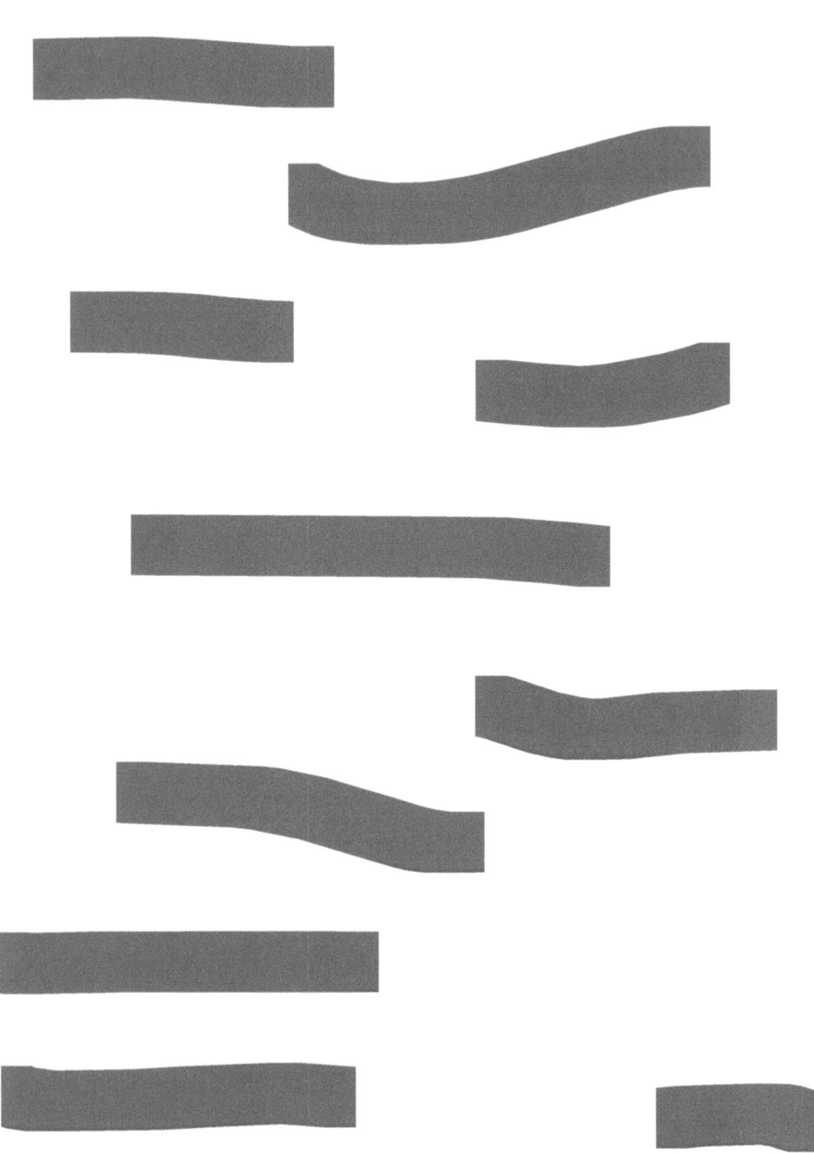